PUBLICATIONS DU *PROGRÈS MÉDICAL*

DES

APPLICATIONS CHIRURGICALES

DE

L'ÉLECTRICITÉ

Leçons faites à l'Ecole pratique

Par le Dr ONIMUS

RECUEILLIES PAR

E. BONNEFOY

PARIS

Aux bureaux du PROGRÈS MÉDICAL | A. DUVAL, Libraire-Editeur
6, rue des Écoles, 6. | 6, rue des Ecoles, 6.

1874

DES

APPLICATIONS CHIRURGICALES

DE

L'ÉLECTRICITÉ

Messieurs,

Dans les leçons que j'eus l'honneur de faire l'année dernière dans ce même amphithéâtre, je mis sous vos yeux les principaux appareils employés dans l'électrothérapie, et je m'efforçai en même temps de vous expliquer les propriétés tant physiques que chimiques dont jouissait un courant passant à travers un fil électrique.

Les diverses expériences que je fis devant vous, vous ont démontré que « la quantité de chaleur dégagée est pro- » portionnelle à l'intensité du courant et à la résistance que » le fil métallique oppose au passage de l'électricité. » Ceci étant admis, je ne reviendrai point sur les faits déjà connus.

Mais il est un autre ordre de considérations dont il ne me semble pas qu'il ait été tenu compte dans aucun des ouvrages spéciaux ; je veux parler de l'*influence du milieu sur l'échauffement des fils*. Cette influence, que l'on a trop méconnue, a cependant une importance pratique exceptionnelle, et vous ne tarderez pas à le reconnaître.

Si nous faisions rougir un fil de platine assez long, et si, en un point quelconque de ce fil, nous venons à appliquer un morceau de glace, ou bien encore, si nous en plongeons une partie dans de l'eau, vous voyez que les autres parties du fil deviennent beaucoup plus incandescentes, passent du rouge brun au rouge blanc, et arrivent même à fondre si le courant est énergique et si le refroidissement est maintenu pendant quelque temps.

Pour mieux vous démontrer ce fait, qui est très-important dans les applications chirurgicales, je vais plonger dans un peu d'eau la partie moyenne d'une lame mince de platine, qui rougit par le passage du courant que me donne une pile galvano-thermique ordinaire.

Aussi longtemps que je maintiens cette lame de platine à l'air, vous voyez qu'elle reste rouge-cerise ; mais, au moment où je plonge la partie moyenne dans de l'eau, vous voyez les deux parties latérales devenir aussitôt plus brillantes et arriver à fondre. En même temps je vous ferai observer le fait suivant dont l'importance est capitale dans le maniement des appareils galvano-thermiques.

Tout-à-l'heure, quand la lame de platine rougissait à l'air, le manche en cuivre qui porte les fils de platine n'avait qu'une température très-modérée et pouvait impunément être touché par l'opérateur ; tandis que lorsque j'ai plongé la partie médiane de la lame de platine dans l'eau, les tiges de cuivre sont devenues beaucoup plus chaudes ; alors, elles peuvent même amener de légères brûlures. Que s'est-il passé dans ces conditions ?

Pourquoi lorsque l'on refroidit une partie du fil de platine les autres parties s'échauffent-elles beaucoup plus ? C'est uniquement parce qu'en refroidissant une partie du fil de platine, les molécules arrivent à se resserrer et par conséquent conduisent mieux l'électricité ; le courant passe alors avec une plus grande intensité, dans les parties du fil de platine, non refroidies.

Le froid diminue la résistance des fils métalliques ; tandis que la chaleur augmente cette résistance. Donc, en refroidissant une partie d'un fil de platine, c'est, pour ainsi dire, diminuer la longueur de ce fil et c'est par conséquent augmenter l'intensité du courant. De là, deux principes importants dans les opérations chirurgicales où les phénomènes sont les mêmes que ceux que je viens de vous montrer.

En plongeant, par exemple, le couteau galvano-caustique dans les tissus, vous refroidissez la partie moyenne du couteau et les deux extrémités qui se trouvent près des tiges en cuivre s'échauffent d'autant plus que vous maintenez le refroidissement pendant un temps plus long.

Si, dans une opération de ce genre, le chirurgien, comme cela arrive souvent, veut, au moment où la lame de platine est plongée dans les tissus, augmenter son échauffement sans la retirer, il se figure presque toujours qu'il suffit pour cela d'augmenter l'intensité du courant, et il arrive alors uniquement au seul résultat de faire fondre les lames de platine, qui sont hors de la plaie et à amener des ruptures, ce qui est toujours un accident désagréable pour les opérateurs.

Rappelez-vous bien, en effet, que chaque fois que vous aurez plongé un fil de platine dans les tissus, les parties extérieures de ce fil s'échaufferont par cela même ; et que si vous venez alors encore augmenter l'intensité du courant, ce sont ces parties seules qui profiteront de cette augmentation d'énergie de la pile, qu'elles fondront ou se rompront facilement ; tandis que l'échauffement de la partie du fil en contact avec les tissus ne sera pas devenue plus considérable. Dans le cas où l'on voudrait maintenir la lame de platine dans les tissus, et augmenter la chaleur, il faudrait refroidir avec de la glace, ou asperger constamment avec de l'eau, les parties qui se trouvent à l'air libre. Loin de diminuer ainsi la température du couteau galvano-caustique, ce que l'on pourrait croire au premier abord, on l'augmente au contraire, en même temps qu'on empêche la rupture du métal.

Nous pouvons encore tirer de ces faits cet autre principe galvano-thermique, à savoir, qu'il est toujours difficile de faire rougir une lame ou un fil de platine dans les tissus, et qu'il est important de les retirer des tissus pour les laisser chaque fois rougir de nouveau à l'air libre.

Il ne faut donc jamais laisser les instruments galvano-caustiques trop longtemps dans les plaies, et il faut les retirer dès qu'on a cautérisé une certaine étendue.

Si au lieu de refroidir une portion d'un fil de platine, nous venons à l'échauffer, comme je vous le disais tout à l'heure, les autres portions du fil perdent de leur chaleur.

Si le fil est porté au rouge sombre, par exemple, et si, au moyen de la flamme d'un bec de gaz, je fais rougir à blanc le milieu du fil, les parties extrêmes deviennent obscures. Dans ce cas, j'ai, au moyen de la chaleur artificielle, augmenté la résistance du fil de platine parce que le métal s'est dilaté en rendant les molécules plus distantes les unes des autres, et par conséquent l'intensité du courant a été diminuée dans les autres parties du fil.

Ce qui est vrai pour le platine est vrai pour tous les autres métaux et j'insiste sur ce point, parce qu'il y a dans ce phénomène un côté pratique auquel on n'a jamais guère songé jusqu'à présent. Comme je vous le faisais remarquer tout-à-l'heure, les parties du fil et de la lame de platine qui se trouvent près des tiges en cuivre, s'échauffent considérablement lorsque l'anse ou le couteau pénètre dans les tissus.

En même temps ces tiges en cuivre s'échauffent elles-mêmes au point de pouvoir déterminer des brûlures. Cela a de grands inconvénients pour l'opération et pour l'opérateur, car très-souvent on détermine ainsi des brûlures éloignées et toujours inutiles, mais de plus, et c'est le fait sur lequel j'insiste : *le cuivre par suite de son échauffement devient mauvais conducteur de l'électricité* et l'intensité du courant se trouve par cela même considérablement diminuée.

En général tout corps bon conducteur de l'électricité est formé de molécules très rapprochées, tandis que chaque fois que celles-ci viennent à être éloignées les unes des autres, l'électricité passe moins facilement. Or, la chaleur a cet effet de séparer les molécules et c'est pour cela qu'un même corps est meilleur conducteur lorsqu'il est froid que lorsqu'il est chaud.

Une fois que le cuivre est mauvais conducteur, il se rapproche pour ainsi dire du platine et il va continuer à s'échauffer de plus en plus. Il est donc nécessaire, chaque fois qu'une opération doit durer quelque temps, de ne jamais laisser prendre aux tiges de cuivre une température un peu élevée et dès qu'ils sont chauds, il faut absolument les refroidir ; ce qui d'ailleurs est facile au moyen d'un peu d'eau froide.

J'ajouterai encore pour compléter toutes les indications physiques qu'il est indispensable de connaître pour les appareils galvano-caustiques que c'est aux coudes et aux inflexions brusques du fil de platine que l'échauffement est le plus considérable car la résistance au passage de l'électricité est plus grande en ces points.

Vous voyez, en effet, sur ce fil de platine d'un diamètre égal sur toute sa longueur, qu'au moment où je fais passer le courant ; c'est dans la portion coudée que l'incandescence se fait en premier lieu.

Je vous rends, en même temps, attentifs à cet autre fait que vous pouvez constater à présent que le fil est rouge dans toute son étendue : c'est que l'incandescence ne commence qu'à 6 ou 7 millimètres environ du contact de la tige de cuivre.

Vous voyez ainsi qu'il est 7très-difficile de faire rougir un fil qui n'aurait qu'un ou deux centimètres de longueur et c'est ce qui arrive quelquefois, lorsqu'en enlevant une tumeur l'anse se trouve très rétrécie : il suffit alors d'allonger l'anse pour la voir rougir de nouveau, ou comme le conseille M. Bœckel, d'interposer un corps étranger qui, augmentant le volume, force le fil à avoir toujours une longueur suffiante.

Comme je vous l'ai déjà dit, mon intention n'est pas de vous décrire les divers appareils employés dans l'électrothérapie ; vous les trouverez exposés tout au long dans le cours que je fis l'année dernière. — Il en est un cependant que je ne saurais passer sous silence, et sur lequel je dois appeler toute votre attention. — C'est la pile que vient de construire M. Planté.

Cette pile, dont le fonctionnement est des plus intéressants au point de vue scientifique, est fondée sur la polarisation des lames de plomb sous l'influence d'un courant voltaïque. Au moyen des couples et batteries de M. Planté, on peut emmagasiner, accumuler la force d'un courant électrique, et, au moyen de cette condensation, on peut obtenir des effets beaucoup plus considérables que ceux que l'on obtient avec le courant primitif.

Voici un de ces couples secondaires ; il est formé, comme vous le voyez, de deux longues et larges lames de plomb enroulées en hélice, immergées dans de l'eau acidulée d'un dixième par l'acide sulfurique.

Si on fait traverser cet appareil par le courant de deux petits couples de Bunzen ou bien par trois couples à sulfate de cuivre, l'eau, sous l'influence du courant est décomposée, et il se forme du peroxyde de plomb sur la lame positive. Cette action du courant s'accumule et au bout de dix minutes la quantité d'électricité ainsi condensée est suffisante pour porter à l'incandescence, pendant quatre à cinq minutes, un fil de platine d'un millimètre de diamètre.

L'une des plus curieuses propriétés de cet appareil est qu'il peut conserver la plus grande partie de sa charge pendant plusieurs jours ; on peut ainsi, par exemple, charger l'appareil chez soi et en utiliser les effets plusieurs heures et même cinq ou six jours après. Ainsi un médecin qui n'aurait à son service qu'un ou deux couples, ordinaires pourrait au moyen de cet appareil arriver à obtenir les mêmes effets que ceux que l'on obtient avec 20 ou 30 éléments ou avec les appareils galvanocaustiques ordinaires.

L'intérêt scientifique de cet appareil est justement cette accumulation d'électricité. L'électricité qui se dégage de ces deux éléments Bunsen est insuffisante pour faire rougir un fil de platine, mais au moyen de la pile ou du couple secondaire de M. Planté, j'emmagasine toute l'électricité qui se dégage pendant quinze minutes ; celle-ci, en se reconstituant n'agira guère que pendant 4 à 5 minutes, mais ses effets seront dix fois plus considérables. Ce que je perds en durée, je le gagne en force, et ce fait est encore un exemple remarquable de cette grande loi physique que rien ne se perd, que rien ne se détruit, et que dans les phénomènes divers qui succèdent à une force initiale, il n'y a qu'une série de transformations où l'augmentation des uns est proportionnelle à la diminution des autres, et toujours dans un rapport exact et selon une équivalence mathématique.

Si nous considérons maintenant le côté pratique de cette pile, il est facile d'en comprendre tous les avantages.

Elle permet au praticien de transporter facilement partout où il veut une quantité assez considérable d'électricité, et évite l'évènement des manipulations chimiques qui sont toujours désagréables.

Avant d'aller plus loin, permettez-moi, Messieurs, de mettre sous vos yeux divers intruments nouveaux, qui peuvent-être employés dans les opérations galvanocaustiques et de vous en montrer les avantages.

1º Le premier est basé sur le principe des *pôles mobiles* qui permettent d'aller prendre le fil de platine à la hauteur que l'on veut et de le manier à la volonté de l'opérateur.

Cet instrument (fig. 1) se compose d'une tige droite isolée par un manche de bois qui la recouvre. Cette tige présente à son extrémité une ouverture dans laquelle on peut introduire et fixer le fil de platine. Elle communique avec l'un des pôles de la pile.

L'autre pôle est mis en communication avec une pince en cuivre nickélisé, isolée également par un manche de bois. On saisit le fil de platine avec cette pince, et aussi longtemps que l'on maintient la pression, le courant passe, et dès que l'on cesse cette pression, le courant est subitement interrompu.

Voici les divers avantages de cette pince :

1° Elle permet d'aller saisir le fil de platine immédiatement à sa sortie des tissus, sans être obligé de le ramener au porte-cautère commun, comme dans les appareils ordinaires ; de plus, on peut limiter, avec les deux pôles mobiles l'action galvano – caustique exactement dans la partie du fil qui plonge dans les tissus.

2° Elle permet de déterminer au fil des mouvements de va et vient, de telle sorte que les parties du fil qui sont externes, et partant plus incandescentes, pénètrent à leur tour dans la plaie, et vice versa. L'opérateur est également plus maître de ses mouvements, et peut, selon les cas, diminuer ou augmenter la pression du fil.

3° Enfin on peut, encore mieux qu'avec le serre-nœud déterminer une forte ligature dans les tissus en faisant croiser les deux bouts du fil, et en tirant en sens inverse. Comme cela est indiqué dans la figure ci-jointe. On obtient ainsi une pression égale sur tous les points.

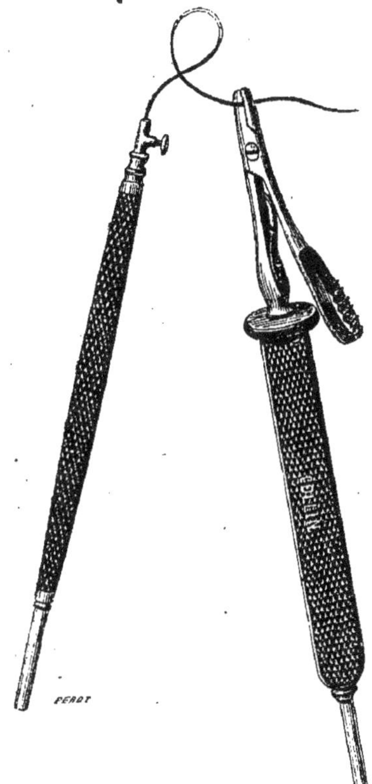

Fig. 1.

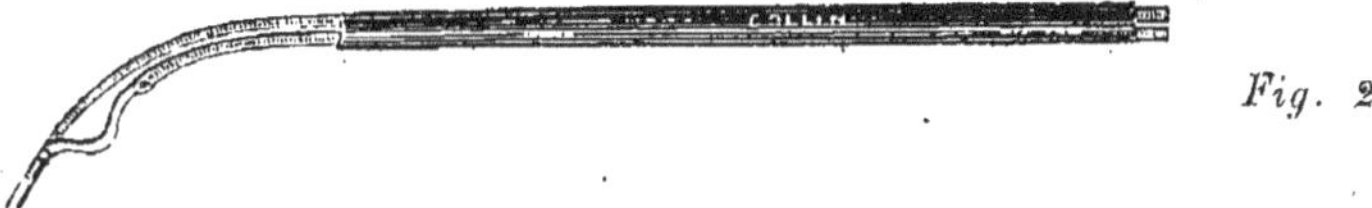

Fig. 2.

Sonde Lacrymo nasale. — En présence de la chronicité que présentent les affections du sac lacrymal et les rétrécissements du canal nasal et de la longueur du traitement et des résultats, en somme peu satisfaisants obtenus, jusqu'à ce jour par les divers procédés connus, je me suis demandé si l'électro-caustique ne serait pas plus avantageuse. Mais la difficulté était de construire une sonde d'un calibre assez petit pour que l'on pût l'introduire sans trop de difficulté, mais

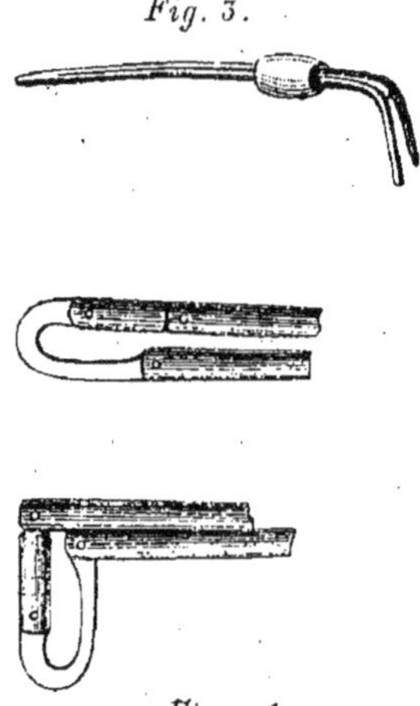

Fig. 3.

assez grosse cependant pour que le platine chauffé à blanc fût assez résistant pour franchir le rétrécissement et ne se laissât point déformer.

Il fallait en outre que l'on pût interposer entre ces deux fils de cuivre conducteurs, une substance isolante qui permit au courant d'arriver jusqu'à l'anse de platine.

Après bien des difficultés, après bien des tâtonnements, j'ai pu obtenir, grâce à l'habileté de M. Colin, la sonde que je mets sous vos yeux, dont le calibre, comme vous le voyez,

Fig. 4.

ne dépasse guère le calibre des sondes que l'on emploie ordinairement pour le cathétérisme (fig. 3).

Cet instrument se compose d'une anse de platine d'un centimèt. de longueur environ, dont les deux extrémités se continuent par deux fils de cuivre ou mieux d'argent isolés l'un de l'autre et parallèles. Chacun de ces fils est mis en communication avec l'un des pôles de la pile, par l'intermédiaire du porte-cautère. Si je fais passer le courant, vous voyez l'anse de platine rougir rapidement, et revenir bientôt à son état primitif dès que je l'interromps. Vous remarquerez que j'ai utilisé ici la propriété qu'a le cuivre ou l'argent de ne s'échauffer que légèrement, tandis que le platine arrive promptement au rouge blanc. On peut ainsi, au moyen de cette sonde, arriver jusqu'au rétrécissement, et ne cautériser que le point rétréci. Les bons résultats déjà obtenus par ce procédé, résultats confirmés par un nombre déjà assez grand d'observations que je dois à l'obligeance de M. le docteur Daumas, me font espérer que cet instrument pourra rendre de réels services.

Sonde uréthrale. — Midderdorf avait déjà fait construire une sonde dans ce but : Elle se composait de deux tiges de cuivre séparées par une substance isolante et terminées par une anse de platine Mais la difficulté du maniement, jointe à plusieurs autres inconvénients l'a fait à peu près rejeter.

Celle que M. Colin a construite d'après mes indications, se compose de deux tiges de cuivre, ou mieux d'argent. La tige inférieure occupe toute la longueur et se termine sur un pas de vis sur lequel peut se visser une petite sonde conductrice. Derrière ce pas de vis, commence la tige supérieure qui, à 5 ou 6 millimèt. en arrière, est interceptée par une petite lame de platine coudée, de 2 à 3 centimèt. de longueur ; en arrière de cette lame, la tige de cuivre se continue. (Fig. 2.)

On met chacune de ses tiges en contact avec l'un des pôles de la pile. Le courant passe par la tige inférieure et revient par la tige supérieure.

La portion de ce parcours formée par la lame de platine rougit, et j'ai cherché à profiter de ce que l'échauffement se fait en premier lieu et est le plus considérable, au sommet du coude formé par le platine.

Voici alors comment on procède dans le cas de rétrécissement:

On visse la sonde galvano-caustique à la petite sonde conductrice, et l'on introduit celle-ci lentement dans le canal de l'urèthre, jusqu'à ce que l'on rencontre le rétrécissement.

En ce point, la sonde galvano-caustique, à cause de son diamètre, ne peut plus avancer ; on met alors en communication la sonde avec le courant électrique, et la lame de platine (et surtout le coude déterminé par son inflexion) rougit , et par suite de la pression que l'on continue, pénètre dans le rétrécissement et le sectionne d'avant en arrière.

Petit cautère pour le rétrécissement de l'œsophage ou du rectum. — Cet instrument est formé de deux tiges de cuivre dont les extrémités sont articulées avec une lame de platine. La direction de cette lame est en continuité avec la direction des tiges de cuivre pour franchir le rétrécissement.

Une fois le rétrécissement franchi, un mouvement de bascule que l'on détermine en tirant sur l'une des tiges en cuivre fait relever la lame de platine et la met à angle droit avec les tiges de cuivre qui la supportent. On attire alors l'instrument la lame de platine vient butter contre le rétrécissement ; à ce moment là, on fait passer le courant et l'on sectionne ainsi le rétrécissement. (Fig. 4.)

Action hémostatique. — Le principal avantage du galvano-cautère est, sans contredit, son action hémostatique. Celle-ci est incontestable, quoi qu'en aient dit quelques chirurgiens éminents, et nous ajouterons que lorsque l'on suit les méthodes que nous enseignent la pratique et les lois de la physique, cette action est sûre et certaine.

Nous avons déjà vu comment le galvano-cautère ratatine et resserre les vaisseaux et détermine à leur extrémité la formation d'un caillot sanguin, plus ou moins long, qui oblitère leur orifice. La condition essentielle est la formation de ce caillot, et pour l'obtenir, il faut deux conditions : 1° Que la chaleur du galvano-cautère soit assez forte et assez prolongée pour déterminer la coagulation du sang dans des vaisseaux volumineux ; 2° Que la quantité du sang à coaguler en un temps donné ne soit pas trop considérable, car, malgré la grande élévation de température du galvano-cautère, celui-ci n'offrant qu'une masse assez petite, se refroidit rapidement et ne peut jamais donner une chaleur suffisante en un temps très-court, pour coaguler une grande quantité de sang.

1° Pour obtenir la première condition, il faut que le fil de platine soit chauffé au moins au rouge sombre et que l'opérateur ne sectionne les tissus que *très-lentement*. C'est ce *très-lentement* qui est la base de toute opération galvano-caustique, et tous les autres points sur lesquels on a insisté se réduisent pour ainsi dire à celui-là.

Il n'y a pas d'auteur qui n'ait signalé les avantages de la température rouge sombre et les inconvénients du rouge blanc. Nous ne repoussons pas, quant à nous, la température rouge blanc, et nous ne partageons pas à ce sujet les craintes de la plupart des chirurgiens, car si le couteau galvano-caustique ou l'anse de platine, chauffés à cette température, déterminent souvent des hémorrhagies, cela ne tient pas au fait même de la chaleur rouge blanc, mais bien à ce que les opérateurs sont allés trop vite dans la cautérisation des tissus. A cette température, en effet, le fil de platine même très-épais, coupe comme un bistouri et le chirurgien a toujours de la tendance à terminer son opération le plus rapidement possible. Qu'arrive t-il alors ? Les artères ont été coupées tellement vite, que la chaleur n'a pas eu le temps de se transmettre, et que le caillot n'a pu se former et oblitérer le calibre du vaisseau. Tandis que, lorsque le fil de platine n'est chauffé qu'au rouge sombre, il est impossible d'aller aussi rapidement, les tissus ne sont divisés que peu à peu, et le sang a le temps d'être coagulé. On met ainsi et forcément au moins trois à quatre fois plus de temps qu'en employant la température rouge blanc ; mais si avec celle-ci vous voulez bien mettre le même temps, vous n'aurez aucune hémorrhagie et votre eschare sera même plus épaisse. En un mot, excepté dans certaines conditions spéciales, ne vous préoccupez pas trop de la température, mais allez lentement, et n'avancez dans la division des tissus qu'en vous assurant que les vaisseaux, déjà sectionnés, ne donnent plus de sang.

Je sais bien que pour expliquer comment la température rouge blanc donne plus souvent des hémorrhagies que la température rouge sombre, on a cherché dans les faits physiques une analogie très-ingénieuse. Nélaton a fait observer que le rouge blanc détermine l'état sphéroïde. Nous avions même en grande partie accepté cette théorie, mais en cherchant récemment à la vérifier par des expériences faites sur les animaux, nous avons été convaincus qu'elle était erronée, au moins en grande partie.

Par état sphéroïdal, on entend la formation, sous l'influence d'une chaleur excessive, de gaz qui viennent former une couche isolante entre les tissus et le métal fortement rougi et empêchent ainsi le rayonnement de la chaleur. Assurément, on voit quelquefois, lorsque le cautère est porté à son maximum de température, la graisse bouillir et donner même lieu à des gaz qui s'enflamment, mais cela n'est jamais que de très-courte durée, et dès que vous plongez résolûment votre cautère rougi à quelque température qu'il soit, dans les tissus, il détermine une cautérisation et une coagulation si vous laissez à celle-ci le temps de se produire.

Avec le serre-nœud, où vous agissez plus mécaniquement, je reconnais que la température rouge sombre est la meilleure, parce qu'elle ne divise les tissus que lentement, et que l'anse resserre les tissus, les écrase même un peu, avant de les cautériser, ce qui n'aurait pas lieu avec le rouge blanc. Mais, encore une fois, avec de la lenteur et les précautions voulues, on peut avec le rouge blanc éviter toute hémorrhagie ; il y a d'autres points plus importants dont il faut se préoccuper pendant l'opération, celui-là est secondaire, au moins pour ceux qui conséntent à aller lentement.

Le couteau galvano-caustique n'est pas un bistouri, c'est ce qu'on oublie trop souvent, et beaucoup de médecins qui ont l'habitude de manier le bistouri, se servent trop du galvano-cautère, comme si c'était un instrument tranchant. Ils arrivent ainsi, presque sûrement, à avoir des hémorrhagies et accusent alors la galvano-caustie, quand leurs moyens d'opérer sont seuls en défaut. Comme l'a écrit M. Bœckel, l'anse galvano-caustique doit être un écraseur cautérisant, et nous ajouterons que le couteau galvano-caustique ne doit jamais être un couteau, mais une lame mousse séparant les tissus par des brûlures successives.

2° Quelle que soit la forme du couteau galvano-caustique que l'on emploie, il ne faut jamais espérer pouvoir en un temps très-court coaguler une grande quantité de sang. Aussi, tous les moyens qui permettent de diminuer la masse sanguine dans les tissus qu'on veut cautériser, favoriseront l'opération et viendront en aide à l'action hémostatique du galvano-cautère.

Ces moyens sont très-variés, et connus de tous. Ce sont d'abord la compression digitale pure et simple, puis la compression par un tube en caoutchouc, la compression directe ou ligature au-dessus du point que l'on doit sectionner. Il y a enfin un dernier mode de compression ; c'est celle qui est produite par le fil même qui cautérise, et c'est là un des avantages du serre-nœud et surtout du nœud que l'on peut former avec la pince galvano-caustique.

L'action du galvano-cautère sur les tissus détermine la formation d'eschares. Ces eschares se comportent différemment selon la partie du corps qu'elles occupent, c'est-à-dire selon qu'elles sont exposées à l'air, renfermées dans une cavité muqueuse ou selon qu'elles sont sous-cutanées.

A. Les eschares qui sont exposées à l'air se dessèchent, forment une sorte de croûte qui est éliminée par la suppuration.

B. Celles qui sont situées dans les cavités muqueuses, telles que la bouche, le vagin, le rectum, l'urèthre, etc., se dissocient, se putréfient. Ces eschares amènent quelquefois des hémorrhagies secondaires, de la fièvre et des accidents septicémiques. Il est toujours nécessaire de bien les surveiller et surtout de les désinfecter soit au moyen d'alcool phéniqué, soit avec une solution d'hyposulfite de soude phéniquée.

C. Les eschares complétement sous-cutanées, et parmi celles-ci nous rangerons les eschares intra-péritonéales, peuvent sé résorber sans suppuration ; plusieurs chirurgiens ont rapporté des observations concluantes à cet égard. (Bœckel.)

Je ne saurais mieux vous démontrer la réalité de cette assertion qu'en vous rapportant des expériences que nous avons faites sur ce sujet, en collaboration avec notre bien regretté ami Ch. Legros.

La plupart des opérations qui ont été faites jusqu'ici avec le galvano-cautère, auraient pu à la rigueur être faites avec succès par les instruments tranchants. Pour mieux démontrer les avantages de la galvanocaustie, nous avons déterminé des lésions intra-péritonéales, avec le galvano-cautère, lésions habituellement mortelles avec d'autres procédés.

Nous avons ainsi sur des rats et sur des chiens, après avoir ouvert l'abdomen, enlevé une portion du foie, au moyen du couteau galvanocaustique. En procédant lentement, nous n'avons eu aucune hémorrhagie, et les animaux sont complétement remis de ces opérations.

L'autopsie de ces animaux fut faite trois semaines après l'opération. On trouve chez un rat auquel on avait enlevé une portion notable du lobe du foie, et qui n'a jamais eu de symptôme ictérique, le foie absolument sain, et dans la partie sectionnée de nombreuses et fortes adhérences avec l'estomac et une partie de l'intestin.

Chez un chien, on trouve, à l'autopsie, le péritoine sain, et le foie libre de toute adhérence avec la plaie antérieure. Au niveau de la section du lobe, il existe des brides] assez longues allant du foie au colon transverse, au colon, et à l'estomac. Les bords de la section sont légèrement recoquillés, et le lobe se termine par une surface obtuse, communiquant avec les néo-membranes. Celles-ci sont vasculaires et ne renferment nulle part aucune trace de pus ou d'inflammation. En tirant sur ces brides, on remarque qu'elles se continuent avec la membrane de Glisson.

On conçoit combien cette opération serait impraticable avec d'autres procédés, car il est difficile, sinon impossible, de mettre une ligature sur un lobule du foie et la section entraine forcément une hémorrhagie ; les caustiques seuls pourraient agir dans le même sens que la galvanocaustie, mais leur action ne pourrait être limitée et ils agissent très-imparfaitement.

La galvanocaustie, dans ces cas, non-seulement a supprimé

toute hémorrhagie, mais elle a empêché l'écoulement de la bile dans le péritoine, et elle a produit une eschare, qui s'est résorbée sans suppuration et sans inflammation du péritoine. On comprend d'un autre côté, combien une section faite dans le tissu d'une glande, entraîne des accidents bien plus graves que l'ablation d'une glande entière, car dans ces cas, l'eschare est plus grande, et il faut non-seulement que l'hémorrhagie soit arrêtée, mais que les liquides de la sécrétion ne puissent, par cette section, se déverser dans le péritoine.

Nous avons également sur deux chiens, enlevé une portion d'un rein. Sur l'un, nous avons coupé le rein dans presque toute sa longueur, en mettant à nu les bassinets. Il nous a été impossible d'oblitérer complétement ces bassinets, et l'urine venant à suinter dans le péritoine, l'animal est mort au bout de quarante-huit heures.

Sur le second chien, nous avons fait une section très-profonde dans la couche corticale, mais sans mettre à nu les bassinets. Ce chien a vécu dix jours, sans présenter de symptômes graves, mais le dixième jour, il est tombé malade et a succombé rapidement.

A l'autopsie, on trouve à la place de l'eschare, quelques adhérences, et en examinant au microscope la surface de la plaie, on constate la présence de cellules épithéliales normales des séreuses et un grand nombre d'éléments embryo-plastiques. La plaie était donc en voie de cicatrisation.

Au fond de la perte de substance, on découvre une petite ouverture communiquant avec un large bassinet, par laquelle l'urine a dû s'écouler au moment de la chute de l'eschare. Sans cette communication directe avec un bassinet, tout fait supposer que la cicatrice se fût faite sans accident.

Dans un autre ordre d'idées, mais toujours dans le but de montrer l'innocuité des eschares galvano-caustiques, nous avons transpercé de part en part avec une large aiguille, le thorax d'un cobaye, et nous avons aussitôt cautérisé cette plaie du poumon, au moyen d'un fil de platine rougi par le courant électrique. L'animal a survécu sans accidents et sa plaie est complétement cicatrisée.

Ces faits, dont quelques-uns n'ont, comme procédés opératoires, que peu de valeur pratique, indiquent d'une façon incontestable, l'innocuité des eschares galvanocaustiques dans les cavités péritonéales et pleurales, ainsi que la supériorité de cette cautérisation sur les autres procédés par l'ablation ou la cautérisation des organes renfermés dans ces cavités.

Enfin, Messieurs, un des plus grands avantages de la galvano-caustie est la plus grande facilité des opérations. Lorsqu'on sait bien employer cette méthode opératoire, les opérations les plus délicates peuvent être entreprises par la plupart des médecins.

Les conditions qui, en général, rendent les opérations difficiles et qui demandent, avec une grande habileté de mains, un grand sang-froid, n'existent plus lorsqu'on emploie le galvanocautère. On n'a plus, pour ainsi dire, à se préoccuper des grandes pertes du sang, de la recherche des artères et des artérioles et des autres complications.

L'opération est plus brutale si l'on veut, mais elle est grandement simplifiée et il me semble qu'il y a beaucoup moins d'émotion et d'appréhension de la part du chirurgien, dans l'emploi du galvano-caustique que dans l'emploi d'un instrument tranchant quelconque.

Je crois que la plupart d'entre vous, même lorsqu'ils auront déjà opéré des tumeurs vasculaires, auront toujours plus d'hésitation en se servant des méthodes anciennes, et même de l'écraseur, que lorsqu'ils feront ces mêmes opérations à l'aide du galvano-cautère. Les opérations délicates et qui demandent une grande précision, nécessitent toujours l'emploi du bistouri et l'habileté du chirurgien spécialiste ; mais quant aux opérations plus simples, le galvanocautère les rend et moins compliquées et bien plus faciles. Il suffit, dans la plupart des cas, d'avoir un peu de pratique et surtout de bien connaître les principes scientifiques de cette méthode.

On ne manquera pas certainement de reprocher à la galvanocaustie cette plus grande facilité d'application et nous sommes les premiers à convenir que les opérations chirurgicales perdent ainsi de leur prestige. L'habileté de main, la dextérité et en un mot toutes les qualités, soit innées, soit acquises qui font le chirurgien brillant, n'ont plus autant de raison d'être. Les procédés galvanocaustiques sont essentiellement scientifiques et mécaniques ; ils dépendent de lois simples et connues où la personnalité disparaît en grande partie. Ils ont un côté prosaïque où les qualités artistiques pour ainsi dire, n'ont plus de raisons d'être.

Aussi je ne doute point que dans l'avenir bien des chirurgiens éminents soient encore longtemps opposés à l'emploi fréquent du galvanocautère ; ils auront une répugnance involontaire, pour des procédés trop faciles et trop mécaniques. Certainement le côté vraiment chirurgical, celui que j'appellerais volontiers le côté artistique, existera toujours, même dans ces procédés, mais il sera beaucoup diminué.

Sous ce rapport, il arrivera pour la chirurgie, ce qui arrive dans toutes les sciences où le talent personnel joue un rôle considérable, la civilisation, le progrès rendent les créations individuelles et artistiques de moins en moins importantes ; tandis que toute chose prend un caractère commun qui lui est imposé par les faits scientifiques et positifs. A l'exception de la sculpture et de la peinture qui sont des arts proprement dits, tous les autres objets ont subi cette influence.

Si nous prenons pour exemple de comparaison la gravure, la ciselure, les moulures anciennes avec ce qui se fait actuellement, nous voyons que les premières ont un cachet individuel et un côté artistique que n'ont pas les objets modernes qui le plus souvent sont faits de toutes pièces, d'après des dessins connus et mathématiquement exécutés.

C'est justement cette valeur artistique qui fait le mérite de ces objets, mais ils sont rares, et ont toujours été d'un prix relativement élevé ; tandis que les objets que nous faisons aujourd'hui à la mécanique, s'ils sont moins gracieux et moins fins, sont par contre beaucoup plus répandus, souvent plus pratiques, plus solides et rendent ainsi plus de services. C'est un des avantages comme un des inconvénients des applications purement scientifiques d'éloigner le côté brillant, de se répandre, pour ainsi dire, sans flatter aucun sens.

Quoi qu'il en soit, qu'on s'en afflige ou qu'on s'en réjouisse, il faut accepter la fatalité des faits. D'ailleurs dans la science bien comprise, l'imagination a encore un beau rôle, d'autant plus beau qu'elle a une base solide à laquelle elle est constamment ramenée. Nous voilà un peu loin du galvanocautère, mais pour vous y ramener, et dans l'ordre d'idée que je viens d'exprimer, permettez-moi de faire une dernière comparaison.

Il est peut-être plus facile de régler une locomotive que d'être brillant cavalier ; mais si modeste et si simple que puisse paraître le rôle d'un mécanicien, il y a encore quelque mérite à savoir manœuvrer exactement les différents jeux d'une ma-

chine à vapeur. Il y a également plus de talent et plus de valeur personnelle dans la peinture que dans la photographie,
ce qui n'a point empêché celle-ci de se répandre de plus en
plus. Il en sera de même de notre science, et s'il ne nous est
pas donné d'être peintres de talent, soyons du moins bons
photographes.

Versailles. — Imprimerie Cerf et Fils, rue du Plessis, 59.